AF369556

BAINS DE CHATENOIS

(Basse-Alsace)

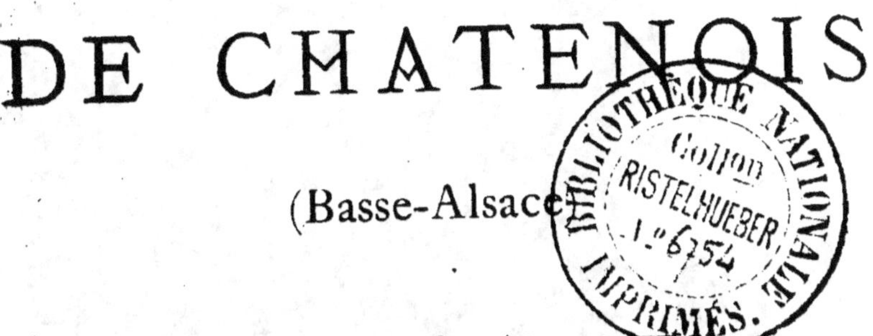

OUVERTURE LE 15 JUIN 1875

Bains minéraux, russes, romains,
Hydrothérapie, aérothérapie, électrothérapie, inhalations.
Cure de lait, cure de raisins et autres fruits.

MULHOUSE

Imprimerie de Veuve Bader & Cie

1875

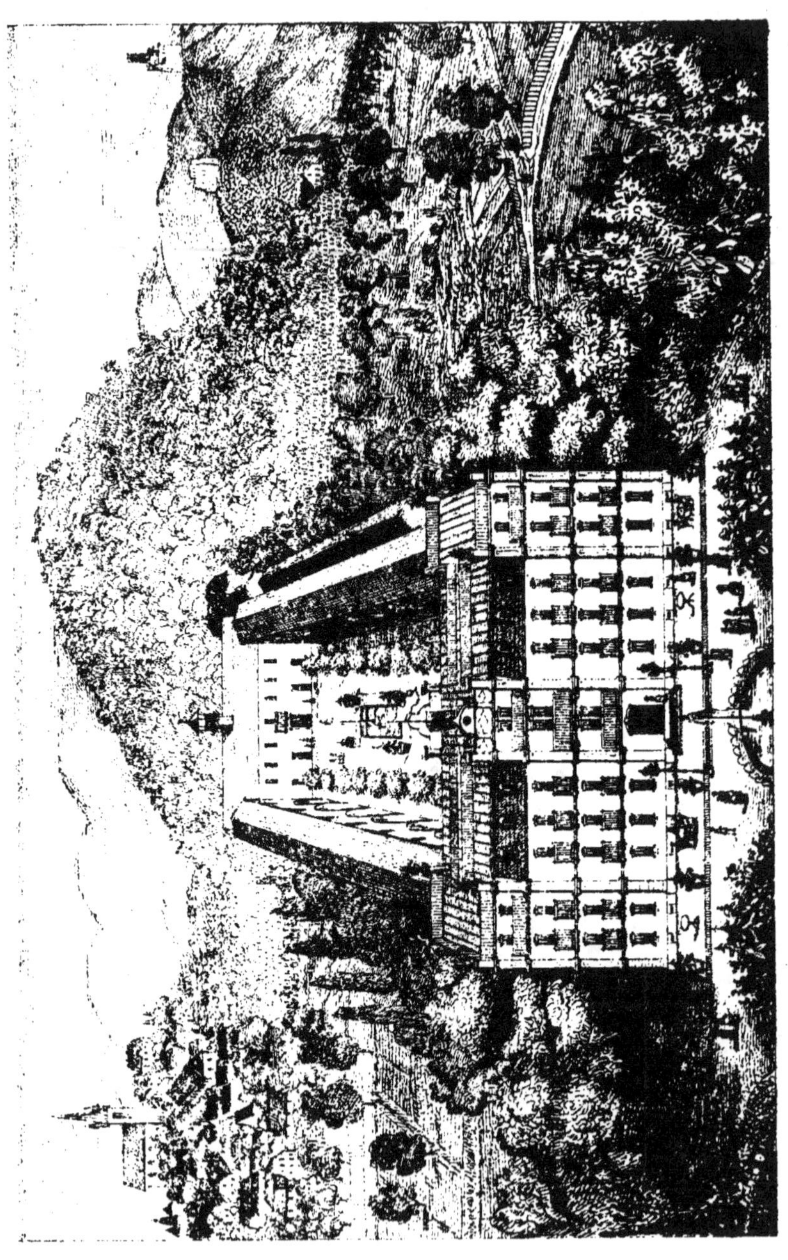

LES BAINS DE CHATENOIS

I.

Châtenois, vieux bourg de 4,000 habitants, célèbre dans nos fastes du moyen-âge, est fièrement campé sur le versant ensoleillé du Hahnenberg. Les vignes lui font une ceinture de leurs pampres verts, des arbres fruitiers de toutes espèces fleurissent à ses pieds, des bois touffus, pleins de ruines historiques, ombragent sa tête. Rien n'est plus opulent dans notre opulente Alsace; rien n'est plus pittoresque.

Situé à six kilomètres de Schlestadt, la voie ferrée et des routes excellentes le relient aux coins les plus riants des Vosges. D'un côté, c'est Kientzheim et son château franc si soigneusement entretenu; d'un autre, c'est le Kœnigsbourg et ses gigantesques donjons; ici c'est le Franckenbourg, le doyen de nos manoirs féodaux; là ce sont les ruines plus récentes d'Ortenberg, du Ramstein, de Bernstein, témoins irrécusables et éternels de hauts faits passés dans cette contrée; puis c'est le Val de Villé, vaste jardin qui, à travers les accidents de terrain les plus imprévus et les plus grandioses à la fois, mène au Ban de la Roche, ce paradis des touristes et des... amateurs de truites; enfin c'est le Val de Liepvre, autrefois le centre des mines argentifères les plus productives du globe, aujourd'hui le plus grand foyer de fabrication de ces étoffes si fraîches et si coquettes dans lesquelles, à notre grand plaisir, se drapent nos élégantes du jour. Quel est l'ami de la nature qui n'a gravi ces belles montagnes, parcouru en tous sens ces féeriques vallées ? Quel est celui qui n'en a gardé de vivaces souvenirs ?

II.

Les sources minérales de Châtenois, jaillissant du pied même du Hahnenberg, sont connues depuis plus d'un siècle. Déjà en 1760 le Dr Kürschner vanta leur vertu dans les rhumatismes et dans les maladies de la peau. Voici, par ordre chronologique, les auteurs qui se sont occupés de nos eaux:

En 1760, Kürschner; en 1768, Zuckert; Guérin en 1769; en 1782, Billing; en 1789, Kühn; Graffenauer en 1806; Aufschlager en 1825; en 1828, Fodéré; l'année après, Kirschleger; en 1842, Diny et

Mercklin; en 1844, Ossian Henry, membre de l'Académie de médecine, et le professeur Persoz; quelques cents jours plus tard, le Dr Mistler; puis Chevalier et Schæuffelé; en 1858, le professeur Nicklès; enfin dans ces derniers temps, le Dr Robert.

Analyse des eaux, par Ossian Henry, confirmée par Persoz.

Sur un poids de 1,000 grammes :

Acide carbonique libre.....	Traces indéterminées.	
» hydrosulfurique.....	» sensibles.	
Chlorure de sodium.....................	gr.	3,200
» de magnesium.................	»	0,078
» de potassium..................	»	0,010
Sulfate de soude ..... ⎫	»	0,086
» de magnésie.. ⎬ anhydres........	»	0,050
» de chaux..... ⎭	»	0,020
Silicate de soude..... ⎫	»	0,050
Bicarbonate de soude ⎭		
» de chaux..................	»	0,410
» de magnésie..............	»	0,270
» de fer et de manganèse.....	»	0,020
Brômure ⎫ alcalins. Traces fort sensibles		
Iodure.. ⎭		
Matière organique unie à un peu de fer ⎫	»	0,020
Silice et alumine (silicate)............. ⎭		
	gr.	4,214

Voilà pour une source ; les autres n'en diffèrent que dans des proportions insignifiantes.

Depuis lors, Chevalier et Schæuffelé y ont signalé la présence de l'arsenic, et Nicklès a prouvé qu'après Contrexéville, c'était l'eau de l'Europe la plus riche en fluor.

D'après ces analyses, on voit que Châtenois a plus d'un rapport avec Kreuznach, et que ses eaux sont appelées à guérir les mêmes maladies. Néanmoins, vu l'exiguïté des locaux, et le peu de confort qui régnait dans les établissements, les baigneurs avaient peu à peu fait le vide autour de notre naïade, lorsque M. Petitdemange, en 1870, se rendit maître de la pauvre délaissée. Et voici ce qu'il lui édifia, pour lui attirer de nouveaux adorateurs, et pour ramener les infidèles.

III.

A 200 mètres de la gare, par une allée plantée d'arbres fruitiers *(miscuit utile dulci)*, qui elle-même débouche sur une vaste pelouse coupée par des ronds-points, des monticules et des bassins, l'on arrive à ce qu'on appelle aujourd'hui le *Bad-Bronn-Hôtel*. C'est une construction majestueuse, longue de 40 mètres, et haute de quatre étages. Un jet d'eau susurre joyeusement devant le perron. Sur la façade d'arrivée, surmontée de l'horloge, toutes les fenêtres sont ornées d'élégants balcons, d'où la vue s'étend, par dessus la voie ferrée, sur les châteaux de Scherwiller et vers la plaine du Rhin.

Entrons, s'il vous plaît. Au dessus d'immenses caves, qui sont de vrais chefs-d'œuvre de maçonnerie en briques, comme les Italiens seuls en savent faire, et que plus d'un hôte visitera par curiosité, nous voilà parcourant et admirant la grande salle à manger, de 160 mètres carrés de superficie, la salle de café, de 90 mètres, le petit théâtre, de 70. Au café, le billard et divers autres instruments de jeu attendent les hommes, sans préjudice, bien entendu, des consommations de premier choix ; au théâtre, nos belles dames rivaliseront avec les rossignols du bosquet, pendant qu'une de leurs charmantes compagnes laissera courir, sur l'ivoire du piano, le marbre blanc et rose de ses doigts de marquise. De là, par le grand escalier en chêne, montons dans les étages, où des corridors spacieux, tout inondés de lumière, nous guident dans quatre-vingts chambres à coucher et quelques salons particuliers. Les tapisseries sont claires et fraîches, les meubles en bois d'érable, blancs comme un rayon du printemps, riants

comme la petite moue d'une jeune fille qui se ré-
veille. Rien de sombre, rien de triste nulle part. Ne
sommes-nous pas dans le temple de la santé, où la
gaîté qui nous environne doit nous faire oublier
jusqu'à l'ombre des indispositions que nous y
apportons?

Derrière l'hôtel, et reliée à celui-ci par une galerie
voûtée, nous pénétrons dans la Trinkhalle, haute
et large, baignée de jour. Là, dans des encadre-
ments ingénieux, pointent des robinets artistement
ciselés, qui versent au passant d'une heure ou de
plusieurs semaines, l'onde glacée du Hahnenberg,
l'eau gazeuse artificielle, ou celle de nos différentes
sources minérales. Sur les côtés, s'ouvrent cinq
salles de moindre grandeur, pouvant servir pour
des réunions privées, pour la lecture, pour les
récréations dans les journées de mauvais temps.
Le gaz, oui, le vrai gaz, et non le pétrole, égaie le
tout de ses lumineuses girandoles.

Faisons un pas de plus, et nous entrons dans le
domaine du médecin, c'est-à-dire dans des bâtiments balnéaires au grand complet.

IV.

Au sortir de la Trinkhalle, dans un vaste parallé-
logramme planté de platanes, de maronniers d'Inde
et de buissons fleuris, voici la source principale de
Châtenois. Une voûte solide met l'eau à l'abri des
feux du soleil, et les visiteurs, à l'abri d'une immer-
sion accidentelle. Sur l'abîme ainsi nivelé, les fuch-
sias balancent leurs tiges grêles, chargées de clo-
chettes multicolores. Tout autour de ce jardin
improvisé, qui plus tard pourra se couvrir, et se
transformer en immense salle de respiration, à
l'instar d'Enghien, tout autour, dis-je, se dressent
des colonnettes sveltes et hardies, derrière lesquelles le baigneur se rend à couvert dans les différentes appartenances et dépendances du service
médical.

En prenant ce circuit par la gauche, nous trou-
vons d'abord le cabinet de consultation du docteur,
ayant vue sur une pharmacie modestement garnie,
mais renfermant tout ce qui est requis pour les cas
urgents, et sur la cloche à air comprimé et raréfié.
Cet appareil, construit d'après les derniers dessins
du Dr Lange, d'Ems, est de la sorte, comme cela
devrait exister partout, sous la surveillance directe

de l'homme de l'art. Le manomètre oscille au dessus du bureau même, à côté d'un bouton électrique, mettant le médecin en communication instantanée avec le chauffeur qui dirige les pompes. Puis viennent de spacieux vestiaires, partagés en loges, et dans lesquels, au moyen d'un treuil, les malades impotents sont descendus de leur palier respectif, étendus dans des fauteuils spécialement fabriqués *ad hoc*. D'ici, nous pénétrons dans les bains russes, les bains romains et la salle de douches.

Tout le monde connaît les progrès faits par l'hydrothérapie depuis quelques années, et commence à en apprécier les effets aussi salutaires que surprenants. Personne ne s'étonnera donc si l'ingénieur de Châtenois a mis un soin tout particulier dans la construction et l'aménagement de ce service essentiel. Douches froides et chaudes, isolées ou alternantes, en pluie, à colonne, à lames concentriques, en nappe, en cercles, douche lombaire, douche oculaire, tout se détache, dans ce sanctuaire, sur des parois peintes en marbre blanc, cependant que, du haut de la tribune, le médecin manie des mains la douche mobile, et du pied, au moyen de pédales, les divers appareils qui sont devant lui. A hauteur d'œil, un flotteur indique le niveau d'eau des réservoirs, un thermomètre en donne le degré de température. L'un des réservoirs se chauffant à la vapeur, cette disposition, jointe à deux clapets posés à portée de la main, permet de hausser ou baisser à volonté, et très vite, la chaleur du liquide qu'on veut employer.

Dans la salle des douches, deux portes donnent accès des deux bains russes. Je dis deux, car ici, comme pour les bains romains, les locaux sont doubles. Chaque sexe a son quartier. Si, de cette façon, le propriétaire s'est imposé un surplus de sacrifices, le moraliste, certes, ne s'en plaindra pas.

Les bains russes, organisés selon la méthode la plus perfectionnée, s'emplissent ou de vapeur d'eau simple, ou de vapeur aromatisée, suivant les prescriptions ; les applications du même agent peuvent même se localiser sur l'une ou l'autre partie du corps, à l'exclusion du reste.

Qui dit bain romain, dit *Tepidarium, Sudatorium*, et *Frigidarium*. Par un système de chauffage approprié, le *tepidarium* passe de 25° à 45° ; le *sudatorium* de 45° jusqu'à 70°, graduellement et *ad libitum ;* le *frigidarium* suit l'ordre inverse, et sur des lits en W, le malade redescend insensiblement tous les degrés de chaleur qu'il vient de monter. A chacune de ces installations correspond une piscine, qu'il est facile de convertir en *Wellenbad*.

Plus loin, nous avons la salle d'inhalation. Pour répondre à toutes les indications, et aussi pour effacer les nombreuses imperfections que nous

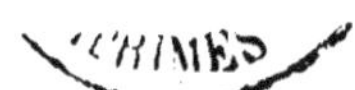

avons remarquées dans les instruments en usa
aujourd'hui, nous avons fait construire des app
reils d'un nouveau genre, en platine, dont les u
pulvériseront les eaux minérales ou médicame
teuses par l'impulsion de la vapeur, et les autr
par celle de l'air comprimé. La sonnerie électriq
donnera encore au mécanicien l'ordre d'activer
de ralentir le jeu des machines. N'oublions pas
mentionner, dans la même pièce, la douche fil
forme, dont la force de projection est tellemen
puissante que le jet, pour peu qu'on s'en approch
trop, percerait la peau.

Enfin, comme dernière étape dans ce corps d
bâtiment, nous visiterons, dans une chambre
part, le bain de siége à eau courante ou dormante
à douches vaginale, périnéale, hémorrhoïdale et
ascendante.

La distance que nous venons de parcourir en-
semble a 40 mètres de long; obliquons maintenant
à droite, et inspectons cette autre construction,
large de 30 mètres, qui fait le fond de notre paral-
lélogramme.

D'abord, voici le salon des buveurs de lait, tout
enjolivé de boiseries finement découpées. Pendant
qu'au centre de la pièce le malade prend son lait
tout fumant, que vient de lui passer le pâtre, les
vaches, par dessus leurs stalles, le regardent de

leurs grands yeux ébaubis. A coup sûr, la cure effectuée là ne sera pas la plus désagréable.

Un pas de plus, et nous octroierons un regard à l'antre de Vulcain. Des monstres en fonte ou en tôle qui sifflent et qui soufflent, des pistons qui montent et qui descendent dans un mouvement rhythmique, des étincelles flambantes qui jaillissent de la fournaise, tout cela ne manque pas d'un certain attrait, et plus d'un enfant, que dis-je ? plus d'un papa s'arrêtera devant la vitrine, et admirera les combinaisons brillantes dans lesquelles l'ingénieur a groupé toutes les forces motrices de l'établissement. Au dessus de ce foyer de mécanique s'élance une tour. N'ayez nulle peur, elle n'est pas crénelée, et ne cache dans ses flancs ni le canon à portée longue et meurtrière, ni même l'antique arquebuse, aussi dangereuse pour l'artificier que pour l'ennemi. Là perche tout simplement le réservoir à eau froide de nos douches. Pour être plus modeste et plus prosaïque, cet emploi ne sera que mieux goûté par nos patients.

Et les bains, nous dira-t-on, les bains simples dans cette eau si riche en principes minéralisateurs ? Patience ! nous y touchons. Par un nouveau mouvement à droite, et toujours sous la colonnade, nous allons entr'ouvrir trente-deux cabinets de bains. Les murs sont revêtus de stucs de toutes les nuances. Les baignoires, enfouies dans le sol, ne

laissent voir que leur rebord marbré. L'eau es
chauffée à la vapeur — par barbotage, selon l'ex
pression technique — avec cette amélioration dan:
le procédé, que nous avons évité et le double fon:
de la cuve et le bruit agaçant qui accompagne le:
caléfactions de ce genre. Les robinets d'amenée d:
l'eau et de la vapeur sont renfermés sous clef : u:
cordon de sonnette est là pour avertir le garçon qui
seul, sur ordonnance, a droit de préparer ou d:
changer le bain. Les sources de Châtenois étan:
très actives, cette réglementation est devenue d:
rigueur.

Voilà pour le service balnéaire en général. Les
deux bâtiments y affectés, de même dimension, et
placés l'un en face de l'autre, sont surmontés d'un
étage qui renferme des logements aussi coquets
que ceux du grand hôtel, et dont les couloirs dé-
bouchent de plain-pied sur deux terrasses domi-
nant le jardin.

Il va sans dire que le classique paratonnerre est
greffé sur tous les faîtes. Avis aux hôtes pusilla-
nimes que le nom seul de la foudre met en émoi.

Entre cette véritable cité sanitaire, où rien n'a
été épargné pour rendre au baigneur le séjour aussi
agréable qu'utile, et le versant couvert de vignes
du Hahnenberg, le propriétaire a maintenu l'an-
cien établissement Buckel. Les demi-déshérités de

la fortune y trouveront, à prix modiques, bonne table, bon gîte, et le reste.

Bien ! Tout le monde mange, boit, dort, et se baigne à ses heures ; mais, entre ces heures, que peut-on bien faire, lorsque la journée est belle ? Eh ! les plus robustes rouleront les boules du jeu de quilles ; les plus adroits cribleront la cible de leurs balles infaillibles ; les plus ingambes graviront la colline, et se perdront sous bois. Une allée de vigne taillée en berceau les conduira, à l'ombre, jusqu'à la forêt. Celle-ci, coupée par d'innombrables sentiers à pente douce, offrira au promeneur les sites les plus enchanteurs. Et de là, quel panorama se déroule devant nous ! Posté comme en avancée du Kœnigsbourg, le Hahnenberg domine toute la plaine d'Alsace. L'œil émerveillé n'est arrêté d'un côté que par les cîmes sombres de la Forêt-Noire, et de l'autre, par les pics étincelants des glaciers de la Suisse. C'est en ce lieu qu'on est près de s'écrier : « Ici qu'il ferait bon de planter sa tente ! » Qui sait ? ce vœu sera peut-être un jour exaucé, en partie du moins. Je ne serais pas surpris de voir là haut, dans deux ou trois ans, sortir du roc une salle de conversation, qu'une voie ferrée relierait à l'hôtel. *Impossible* n'est pas français : espérons que l'avenir nous réserve de constater une fois de plus la vérité de ce dicton.

Faut-il, quand ce ne serait que pour mémoire donner une ligne à cette bonne chère, jadis si vainement cherchée à Châtenois? Inutile : nous ne pouvons qu'inviter chacun à venir en faire l'expérience.

V.

Maladies dans la cure desquelles Châtenois a conquis ses titres de noblesse :

Rhumatisme chronique ; goutte ; scrofulose ; syphilis secondaire et tertiaire ; chloro-anémie ; intoxication paludéenne avec hypertrophie de la rate ; congestion passive du foie ; tuberculose ; diarrhée chronique ; certaines dermatoses, telles que lichen, impetigo, eczéma, pityriasis, pemphigus, prurigo, etc. ; en un mot, les cachexies de toutes sortes, mais principalement les diathèses rhumatismales, herpétiques et scrofuleuses.

Par les douches nous combattrons toutes les maladies chroniques, organiques et nerveuses; par le bain russe, encore le rhumatisme, les exsudats anormaux des séreuses et des muqueuses, les affections cutanées, la scrofule, et surtout la goutte; par le bain romain, la goutte et le rhumatisme, chez les personnes auxquelles des prédispositions aux apoplexies cérébrales ou pulmonaires rendent le séjour dans la vapeur impossible; par les inhalations, les maladies des fosses nasales, de la cavité buccale, du pharynx, du larynx, de la trachée, des bronches et des poumons ; par l'air comprimé, la phthisie à sa première période, l'asthme, l'aphonie, l'hystérie, la chorée, la polysarcie ; par l'air raréfié enfin, la phthisie à sa deuxième période, les hémoptysies, les hémorrhoïdes, les stases veineuses abdominales, l'emphysème pulmonaire.

La douche oculaire rendra des services signalés dans les conjonctivites et les kératites ; la douche filiforme, dans les hydarthroses et autres épanchements dans les séreuses.

Pour finir, les fruits et le lait seront utiles dans la dyspepsie, la gastrite chronique, le pyrosis, la dyssenterie, l'hypérémie cérébrale, la pleurite chronique, l'asthme, la phthisie, l'ictère, l'hypertrophie du foie et de la rate, l'hystérie, l'hypochondrie, etc., etc.

(Extrait de l'Etude historique et scientifique du Dr REISSER, publiée dans l'*Industriel alsacien*.)

Mulhouse. — Imprimerie Veuve Bader & Cie

OBSERVATIONS.

Monsieur le Professeur STOLTZ, Doyen de la faculté de de médecine de Nancy, constate que nos eaux ont à peu de chose près la même composition que celles de Kreuznach, et outre leur grande efficacité en bains, il les recommande d'une manière toute spéciale en boisson contre l'anémie.

Pour faciliter l'accès de nos eaux au plus grand nombre et sur la demande des médecins, un bâtiment spécial a été aménagé pour une seconde classe à prix réduit.

Le médecin directeur étant payé par l'établissement peut toujours être consulté gratuitement par les pensionnaires.

Tous les employés sont payés par la maison, il leur est expressément défendu d'accepter quoi que ce soit des pensionnaires.

Prix de pension, de logement et de traitement.

1re CLASSE.

	Fr. Ct.		M. Pf.		Fr. Ct.		M. Pf.
Pension (3 repas) par semaine......	35 00	ou	28 00	Bain de siége avec douche	1 25	ou	1 00
Logement, par jour, depuis	1 55	—	1 25	Douche française	1 25	—	1 00
Eau minérale de la source et tous les services ensemble............	1 00	—	0 80	» écossaise	2 00	—	1 60
				» alternante.	2 00	—	1 60
				» électrique.......	2 00	—	1 60
Bain minéral...........	1 25	—	1 00	» oculaire	0 60	—	0 50
» de bourgeons minéral	2 00	—	1 60	» nasale..........	0 60	—	0 50
» Russe	3 00	—	2 40	» de vapeur	1 25	—	1 00
» Romain-Irlandais ...	3 00	—	2 40	Sudation à l'alcool......	2 00	—	1 60

—o—

2me CLASSE.

		F. C	M. Pf.
Pension			
Logement................			
Bain minéral ou douche française	}	38 50 ou	30 80
Eau minérale de la source......			
Service tout compris, par semaine			

On trouve à acheter dans la maison tous les objets nécessaires au traitement hydrothérapique.

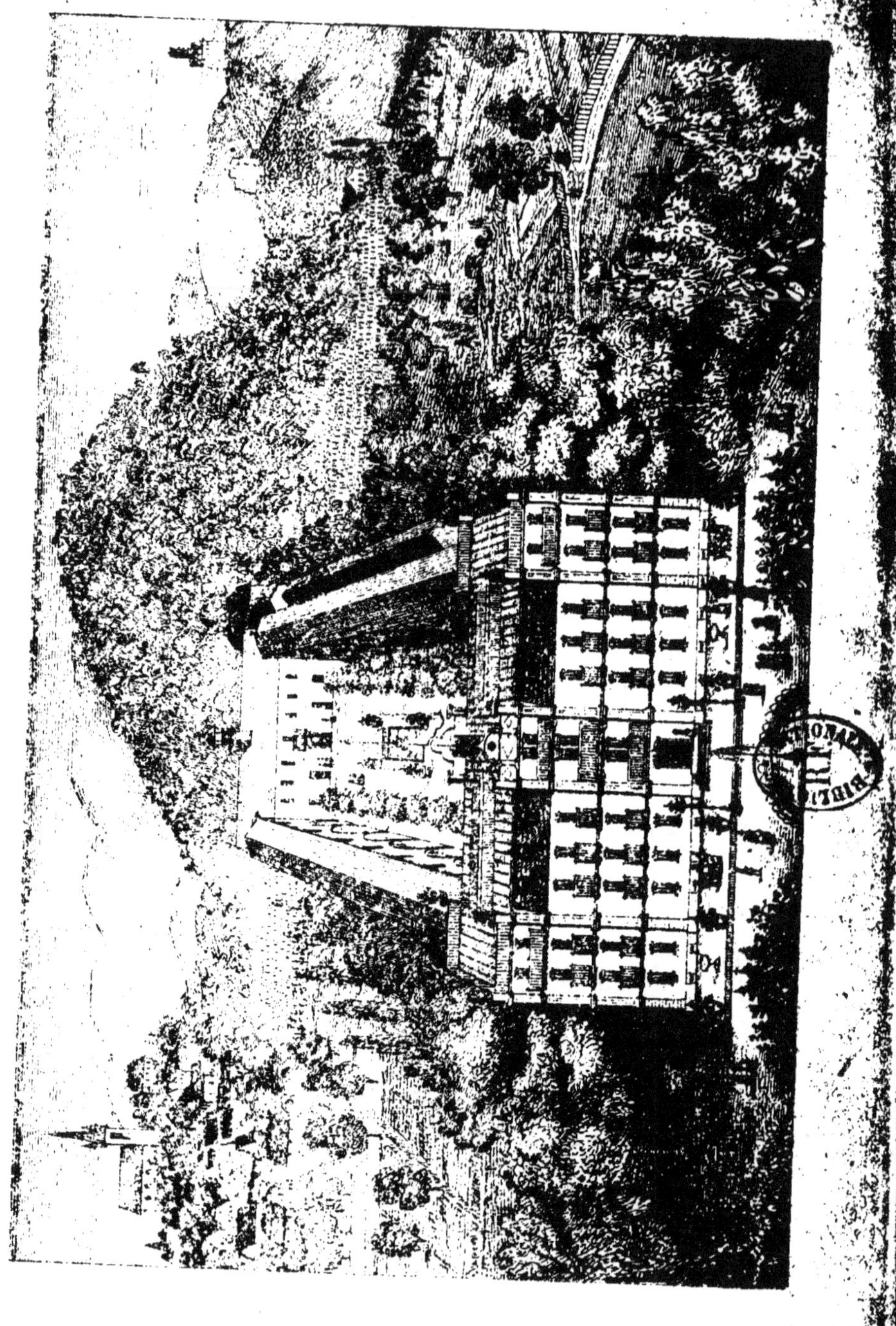